4152OCB0005ZB/3311 [20720791̴4]

I0000192

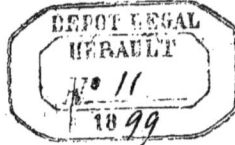

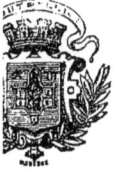

NIVERSITÉ

MONTPELLIER

Dʳ Charles CLOT

CONTRIBUTION

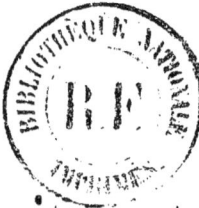

A L'ÉTUDE DU

Traitement des Fractures compliquées

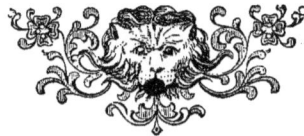

MONTPELLIER

IMPRIMERIE DE LA MANUFACTURE DE LA CHARITÉ

1899

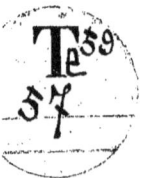

6'6

CONTRIBUTION

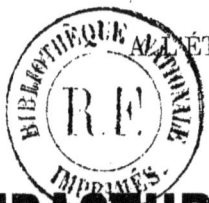

À L'ÉTUDE DU TRAITEMENT

DES

FRACTURES COMPLIQUÉES

Par le Docteur Charles CLOT

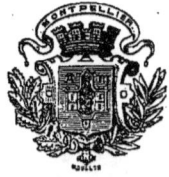

MONTPELLIER

IMPRIMERIE DE LA MANUFACTURE DE LA CHARITÉ

—

1899

T 59
e
57

A LA MÉMOIRE DE MON PÈRE

CH. CLOT.

A MES AMIS

Les Docteurs J. GAUSSORGUES, TROULLIER
et LAURANS.

A MES AMIS

Maurice AZERM, Ulysse SALZE et Éloi DALBÈS

A TOUS MES AMIS

CH. CLOT.

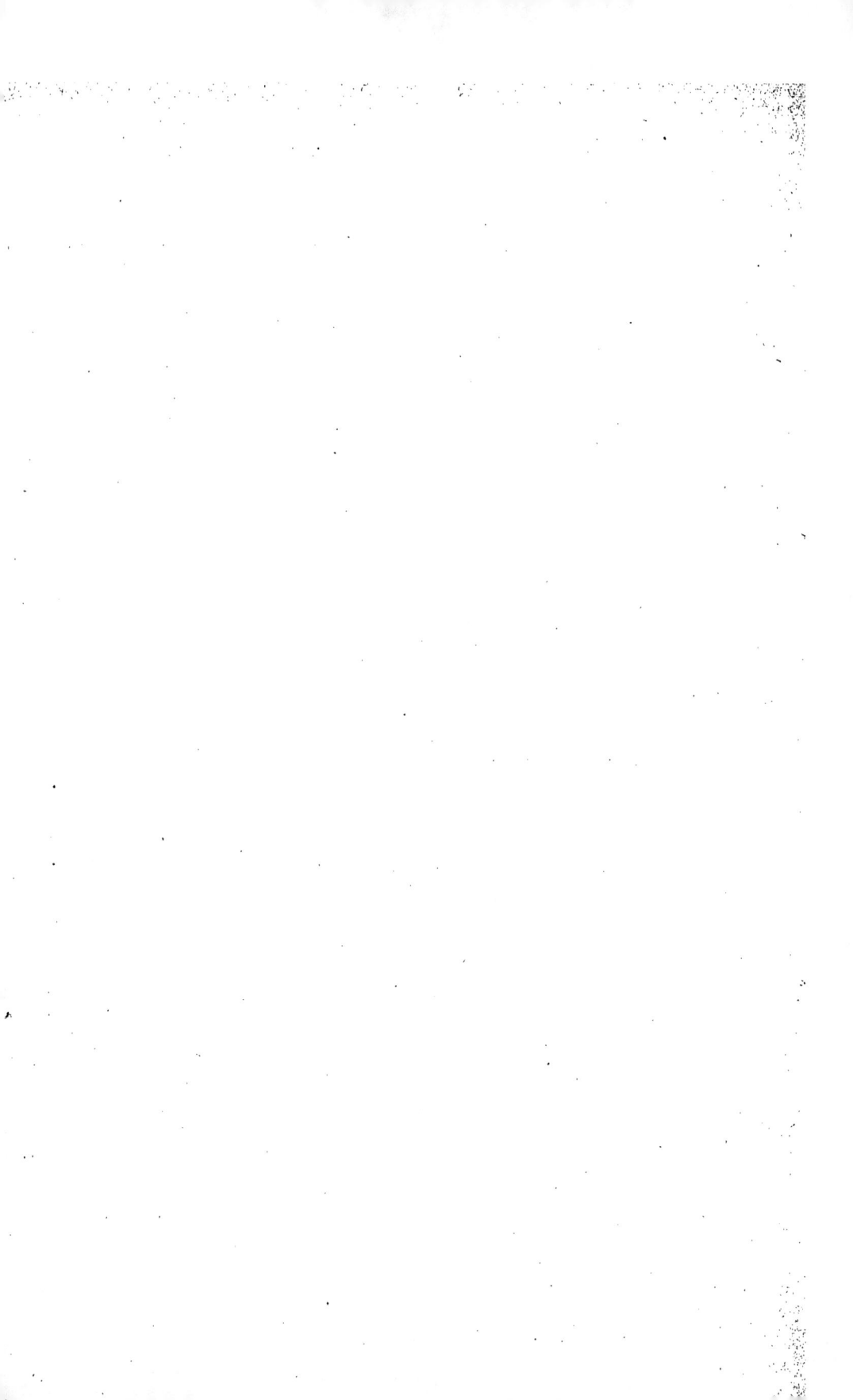

A MON PRÉSIDENT DE THÈSE

Monsieur le Professeur TÉDENAT

PROFESSEUR DE CLINIQUE CHIRURGICALE

A MES MAITRES DE LA FACULTÉ

CH. CLOT.

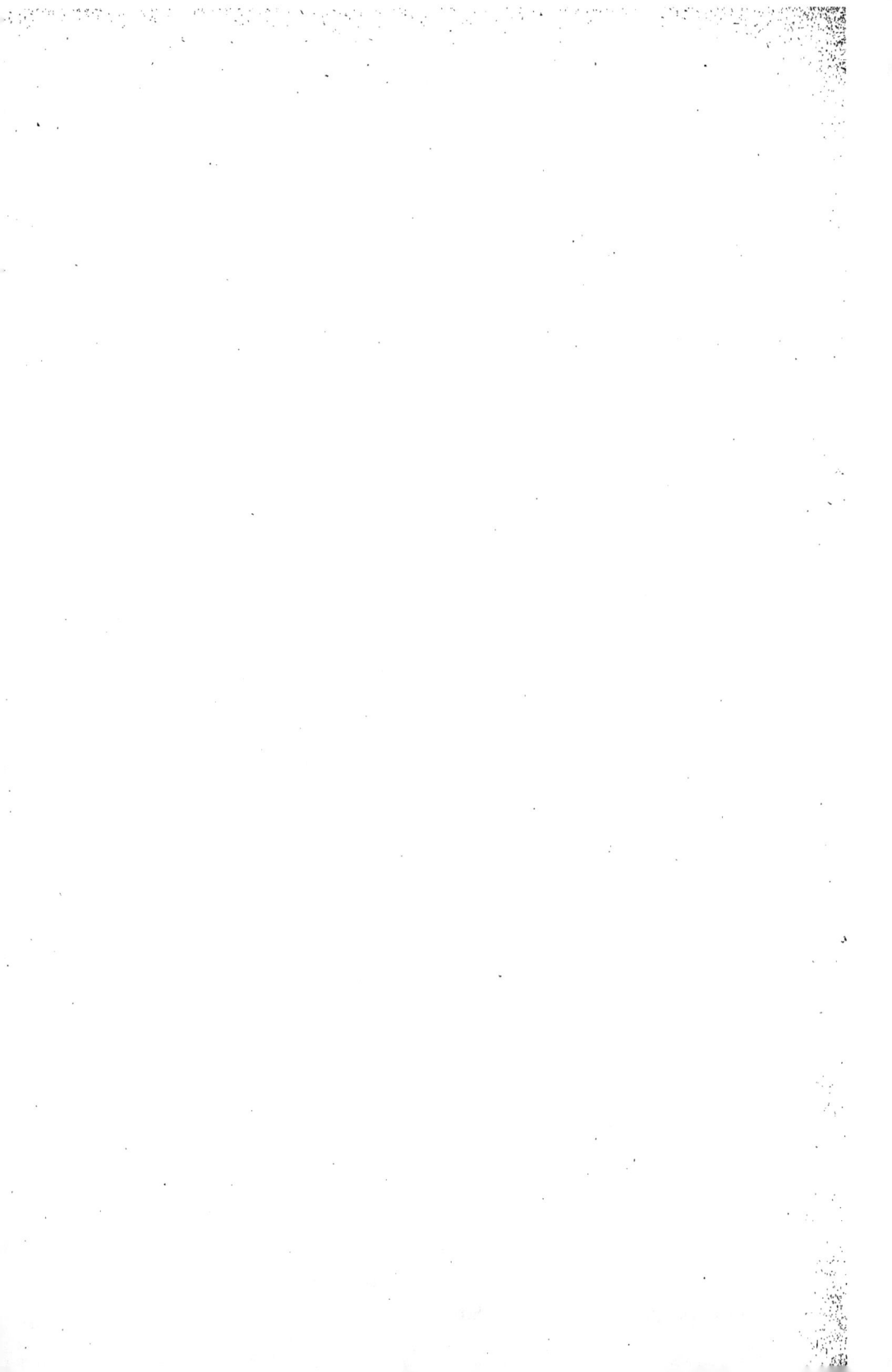

AVANT-PROPOS

Le traitement des fractures compliquées a été l'objet de nombreuses études, et il ne faudrait pas remonter bien loin dans l'histoire de la médecine pour trouver des idées diamétralement opposées à celles que l'on professe aujourd'hui.

C'est peut-être le sujet qui a fourni le plus de controverses, et il n'y a pas longtemps encore que l'amputation était la règle.

Notre modeste travail comprendra 4 chapitres :

Dans une première partie, nous jetterons un coup d'œil rapide sur l'historique.

Puis nous exposerons les indications et la technique générale du traitement des fractures compliquées.

Un troisième chapitre sera consacré aux observations.

Enfin, dans un dernier paragraphe, nous formulerons nos conclusions.

Voilà ce que nous nous proposons de soumettre simplement à l'appréciation indulgente de nos juges, espérant qu'ils voudront bien tenir compte de nos efforts, et ne pas être trop sévères pour notre inexpérience.

Mais au moment de comparaître pour la dernière fois devant les Maîtres de cette Ecole, il nous est un devoir bien doux de dire publiquement toute la bienveillance qu'il nous ont prodiguée dans le courant de nos études médicales.

Nous tenons à remercier vivement, d''abord notre président de thèse, M. le Professeur Tédenat, autant pour le grand honneur qu'il nous fait aujourd'hui que pour l'empressement avec lequel il s'est mis à notre disposition pour mener à bonne fin ce travail.

M. le Professeur-Agrégé de Rouville qui nous a, le premier, donné l'idée de ce sujet, voudra bien nous permettre de manifester notre vive reconnaissance pour ses conseils amicaux, et la bienveillance dont il ne s'est jamais départi à notre égard.

Que MM. les Professeurs Granel, Estor, et MM. les Professeurs-Agrégés Puech, Lapeyre, Mouret et Bosc reçoivent, ici, l'expression de notre vive gratitude pour leurs nombreux encouragements, et la bienveillance qu'ils nous ont toujours prodiguée.

CONTRIBUTION

A L'ÉTUDE DU

Traitement des Fractures compliquées

HISTORIQUE

Avant de commencer l'historique, il nous semble bon de définir d'une façon précise ce que nous entendons par *fracture compliquée*: aussi, dirons nous avec Spillmann : « Une fracture compliquée est celle dont le foyer est mis en communication avec l'air extérieur par une plaie des téguments.» Art. Fractures, in *Dictionnaire Dechambre*,

Nous avons cru utile d'agir ainsi, parce que dans plusieurs livres classiques nous avons vu cette expression attaquée.

« Le mot fracture compliquée est mauvais ; il prête à la confusion », dit H. Riefel, in Art. Fractures. *Traité de Chirurgie clinique et opératoire*. Le Dentu et P. Delbet.

« Les fractures compliquées sont celles qui présentent des complications additionnelles. » in *Nouveaux Eléments de pathologie chirurgicale générale*, par Fr. Gross, 1898, page 407. Il convient d'ajouter cependant, que quelques pages plus loin 428, nous lisons :

« On désigne sous le nom de fracture ouverte, ou exposée, ou de fracture compliquée proprement dite, une fracture dont le foyer communique avec l'air extérieur par une solution de continuité des téguments.»

Malgré l'autorité compétente de ces deux auteurs — pour ne citer que ceux-là — et surtout pour qu'il n'y ait pas de confusion de mots, nous avons adopté la définition de Spilmann, parce que nous la croyons bonne, et que c'est celle que nous avons vu employer par nos Maîtres à Montpellier.

Les fractures compliquées ont été, de tout temps, considérées comme très graves, et, tous les chirurgiens, depuis les temps les plus reculés, se sont préoccupé de cette gravité. Sans remonter à Hippocrate et à Galien et, en restant dans l'histoire médicale des temps modernes, nous trouvons une peinture très sombre des fractures compliquées avant l'emploi de la méthode antiseptique dans les pansements.

Au XVIIIe siècle, Duverney, in *Traité des maladies des os*, constate que le pronostic des fractures où les gros vaisseaux sont lésés, est toujours fâcheux et, il propose comme traitement unique, dans ces cas, l'amputation ; il ajoute un peu plus loin : « L'on peut dire la même chose de celles (fractures) où une portion de l'os fracturé a percé les chairs et les téguments, et se trouve dépouillé de son périoste.»

Boyer, in *Traité des maladies chirurgicales*, se prononce aussi pour l'amputation immédiate, parce que le danger de cette opération n'égale, en aucune sorte, le danger qui accompagne les fractures compliquées.

Au XIXe siècle, nous trouvons des données un peu plus exactes sur le pronostic de ces fractures, et les auteurs s'attachent surtout à formuler des indications plus précises sur l'amputation.

Ainsi, voici ce qui dit au sujet des accidents dûs à l'introduction de l'air dans le foyer de la fracture, L.-J. Sanson, in *Dictionnaire de médecine et de chirurgie pratique*, tome VIII, page 428 : « Lorsque la plaie communique avec le foyer de la fracture, l'altération du sang et du pus, son dépôt dans le parenchyme ou à la surface des organes, la phlébite, la fièvre hectique et les autres accidents colliquatifs qui résultent de l'introduction de l'air dans le foyer au milieu de la masse de sang et de pus qui y est épanchée, constituent des accidents tellement graves et communs, que des chirurgiens d'un grand mérite sont disposés à penser qu'en général *toute fracture des membres, compliquée de plaie, est un cas d'amputation*. Mais ce principe, posé d'une manière aussi générale, est beaucoup trop rigoureux et..... s'il est des circonstances bien tranchées où l'amputation est impérieusement indiquée, il en est aussi d'autres où l'on peut raisonnablement s'en abstenir. »

Cet auteur, comme on le voit par ces dernières lignes, commence à trouver que l'amputation est trop souvent la règle, et il donne d'après son expérience personnelle, les indications de la conservation du membre. Il a réussi à guérir des fractures compliquées sans suppuration et absolument comme des fractures simples. Aussi, dit-il, il faut « s'opposer à l'introduction de l'air dans le foyer de la fracture. Lorsque celle-ci est réduite, il faut, si la plaie offre quelque étendue, en rapprocher exactement les lèvres, à l'aide de bandelettes agglutinatives convenablement appliquées ; et, si elle est petite, la fermer en la recouvrant d'un double ou triple emplâtre de diachylum gommé ; on place par dessus les bandelettes un linge fin fenêtré et enduit de cérat ; et par dessus ce linge, un plumasseau de charpie fine et mollette, et on procède ensuite à l'application du bandage à chefs. On imbibe ensuite le tout d'eau froide. »

Malgaigne, in *Traité des fractures et des luxations*, ne trace

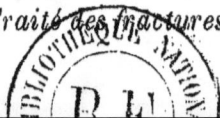

BIBLIOTHÈQUE NATIONALE

pas un tableau moins sombre que ses devanciers des fractures compliquées, tome I, page 166. «Toute fracture compliquée de plaie extérieure est grave. La gravité en est moindre dans les petits os, plus forte dans les grands ; elle est aussi en raison de la grandeur et de l'attrition de la blessure. *Il y a lieu de craindre que la plaie ne suppure;* et alors la consolidation de la fracture en est tout au moins retardée ; et il est à craindre que des fusées purulentes n'envahissent le membre et n'obligent à l'amputation. Si l'un des fragments est sorti par la plaie, le pronostic est plus grave que dans le cas contraire. Plus la fracture compliquée de plaie extérieure est simple et nette, plus le pronostic est rassurant. Plus il y a de communition et d'esquilles, plus le péril est grand. Les fractures par coup de feu sont de toutes, les plus graves ; pour le tibia et le fémur, elles exigent très souvent l'*amputation.* Dans les grandes articulations, les accidents sont fréquemment tels qu'ils obligent tôt ou tard à l'*amputation;* au genou, pour peu que la plaie soit large ou déchirée, l'*amputation* immédiate est la règle.»

Malgaigne publiait ces lignes en 1847, et Velpeau écrivait peu après : « Plus je vieillis et moins j'ampute. J'amputais plus en 1830 qu'en 1848, et en juin moins qu'en février dernier. Un membre difforme vaut encore mieux qu'un membre artificiel. Tant qu'il y a espoir de conserver un membre, ne le coupez pas.»

Malheureusement, on ne connaissait pas encore la méthode des pansements antiseptiques, et les chirurgiens qui n'amputaient pas voyaient souvent les malades emportés par la septicémie, qu'ils attribuaient à l'introduction de l'air dans la blessure.

De nos jours, grâce à l'antisepsie on est devenu, avec juste raison, conservateur à outrance ; le chirurgien ne pense plus à l'amputation du membre que lorsque tout est broyé. Nous sommes en effet admirablement armés pour empêcher les microbes pyogènes d'entrer dans la place quand le praticien est appelé à donner ses soins immédiatement après l'accident. Nous pouvons encore lutter victorieusement après l'infection de la plaie, et c'est surtout à ce moment qu'il faut se rappeler le mot de Nicaise : « Attendez, grâce aux pansements antiseptiques, vous ne risquez rien. »

Indications et technique générale du traitement des fractures compliquées.

Théoriquement, le traitement des fractures compliquées est des plus simples et peut se résumer dans ces quelques mots : Rendre aseptique le foyer de la fracture.

Peu importent en effet les dimensions de la plaie, quelle que soit l'étendue des lésions un fait domine, capital, essentiel, caractéristique : *la communication du foyer avec l'extérieur.*

Dans les grands délabrements, nous aurons certainement à tenir compte de la mortification des tissus, nous devrons savoir faire quelques sacrifices. Mais ce que nous ne devrons jamais oublier ce sera l'infection possible au moment de l'accident ou l'infection secondaire.

D'où provient donc cette infection ? Il n'y a pas longtemps encore que l'air seul était incriminé : d'où l'indication de faire un pansement occlusif.

Aujourd'hui nous savons que ce n'est pas l'air par lui-même qui est nocif, mais les germes pathogènes qu'il contient. De plus, il faut bien se rendre compte que la plupart des fractures compliquées — et nous avons ici surtout en vue les fractures des membres inférieurs — sont des fractures directes, produites par écrasement : aussi rencontrons-nous au niveau du foyer, des corps étrangers, de nature variable (débris de vêtements, terre, gravier etc.)

En outre les microorganismes qui pullulent à l'état normal à la surface du corps sont repoussés violemment dans le foyer de la fracture par le traumatisme extérieur.

Voilà pour l'infection primitive,

Les diverses interventions faites à l'aide d'instruments malpropres — ou du moins non aseptiques — une exploration pratiquée avec un doigt ou un stylet insuffisamment désinfectés, nous rendent bien compte de l'infection secondaire.

De là nous tirerons deux indications principales :

1° Asepsie parfaite des mains et des instruments.

2° Asepsie du champ opératoire.

Nous trouverons ces deux indications dans tous les cas de fracture compliquée.

L'asepsie absolue des mains et des instruments et l'antisepsie des régions voisines de la fracture obtenue, nous avons encore des indications à tirer du siège de la fracture, de l'étendue des lésions des parties molles et surtout des lésions osseuses.

Aussi, pour développer la technique de l'intervention opératoire, nous diviserons notre étude en trois parties :

Fractures compliquées simples avec plaie minime des parties molles ;

Fractures compliquées communatives avec saillie ou issue des fragments et déchirure étendue des parties molles :

Fractures compliquées par arme à feu.

Dans un dernier paragraphe nous nous occuperons des soins consécutifs,

Fractures compliquées avec plaie minime des parties molles.

D'abord l'opérateur et ses divers aides, doivent procéder à la désinfection de leurs mains et avant-bras (Lavages au savon et brossage — lavages à l'eau alcoolisée et à l'éther — lavages antiseptiques : permanganate de potasse, sublimé, eau naphtolée, etc.).

Les divers instruments, qui doivent servir pour l'intervention opératoire, sont passés à l'étuve et reposent dans une cuvette remplie d'un liquide antiseptique.

Ces préparatifs terminés, le malade est porté sur la table d'opération que l'on a préalablement stérilisée par un flambage à l'alcool. Le champ opératoire doit être soigneusement aseptisé : lavage au savon et brossage ; il faut laver de nouveau à l'alcool, puis raser. Pour parfaire la toilette nous ferons une irrigation antiseptique suffisamment prolongée.

A ce moment il faut laver énergiquement la plaie, avec une solution antiseptique (sublimé 1/5000, phénosalyl 1/00, acide phénique 2,5/00), si l'on était sûr que le foyer ne fut pas déjà infecté, nous pourrions nous en tenir là et notre conduite à tenir serait dès lors, celle que nous aurions en présence d'une fracture simple, c'est-à-dire qu'il suffirait de pratiquer la réduction et l'immobilisation dans un appareil plâtré,

Mais il ne faut pas oublier que l'infection se produit souvent dans un laps de temps relativement restreint; de plus nous ignorons l'état des fragments ; aussi comme en s'entourant de toutes les précautions rigoureusement aseptiques et antiseptiques, dont nous avons déjà parlé, notre intervention est absolument sans danger, nous n'hésiterons pas à débrider de manière à permettre l'exploration avec le doigt, pour nous rendre un compte exact des désordres osseux, et ce débridement nous permettra en outre de faire une antisepsie parfaite du foyer de la fracture.

Cette exploration, nous montre-t-elle que les fragments sont réguliers ? — comme c'est le cas que nous étudions, en ce moment, — notre rôle est simple. Il nous suffira de faire passer dans le foyer traumatique une grande quantité d'eau antiseptique. Nous toucherons ensuite les lèvres et les parties profondes de la plaie avec une solution forte d'acide phénique ou de phénosalyl 5/00 où de chlorure de zinc 1/10.

Les bords de la plaie sont-ils contus ou déchirés, craignons-nous qu'il n'y ait pas de réunion primitive, il suffit de régulariser les lambeaux aux ciseaux ou au bistouri de manière à affronter deux surfaces bien saines, qui ne tarderont pas à s'unir.

Il ne reste plus qu'à insuffler de la poudre d'iodoforme, appliquer de la gaze iodoformée, et notre fracture devient alors une fracture banale. D'ailleurs à l'appui de cette affirmation, nous citons plusieurs observations où la consolidation parfaite a eu lieu sous un seul pansement.

Fractures compliquées comminutives avec saillie ou issue des fragments et déchirure étendues des parties molles.

———

La toilette antiseptique de l'opérateur et des aides ainsi que celle du champ opératoire terminée, le malade est porté sur la table d'opération et endormi. Nous avons ici de grandes chances pour que le foyer soit infecté, à cause de la grande surface d'absorption. D'ailleurs, mieux vaut pécher par un excès de zèle et il est prudent, pour prévenir une extension plus grande de l'infection, d'agrandir la plaie afin d'agir plus efficacement sur les microorganismes qu'elle peut renfermer.

Nous avons plusieurs raisons d'agir ainsi. D'abord, l'exploration aseptique est absolument sans danger ; ensuite cette intervention nous permettra de faire une bonne désinfection de la fracture et, en outre, de nous rendre compte de l'état des fragments. Dans le cas de fracture comminutive en particulier, il nous sera plus facile d'enlever les esquilles libres qui joueraient ici le rôle de corps étrangers et pourraient donner naissance à une suppuration prolongée. Nous n'enlèverons que les esquilles libres, parce qu'il convient de respecter celles qui tiennent à des fragments de périoste, si mince soit-il.

La désinfection du foyer traumatique sera faite avec le plus

grand soin, mit der pedantischten Sorgfalt *(avec la plus pédantesque munutie) Volkman.* D'ailleurs, nous ne pouvons mieux
faire que de traduire ce que dit l'auteur allemand à ce sujet :
*Le premier pansement tranche le sort du malade et décide de
la marche ultérieure de la plaie.* A ce premier pansement il
faut pratiquer tous les débridements, contre-ouvertures et
drainages nécessaires, extraire les esquilles détachées, placer
les fragments dans une situation correcte et, s'il le faut, éga-
liser leurs extrémités pointues. Ajoutez à celà la désinfection
absolument complète et certaine de la plaie. Si l'on a procédé
à ces opérations avec exactitude et attention, aussi longtemps
que doit même se prolonger la guérison, on n'aura plus jamais
à prendre le bistouri ni à placer de drain ; il ne pourrait arriver
qu'exceptionnellement, à une époque tardive, et quand tout
danger sera passé pour le malade. qu'on dut encore procéder
à l'extraction d'une esquille. Motifs suffisants pour exécuter ce
premier pansement de la plaie avec la *plus pédantesque minutie*
et pour y consacrer le temps nécessaire, c'est-à-dire souvent
une demi-heure à trois-quart d'heure. Pour arriver à la désinfection absolument certaine de la plaie Volkman ne craint pas
de l'agrandir assez pour pouvoir en faire sortir les deux fragments (en pliant le membre) afin de procéder en arrière de
ceux-ci au lavage et à l'expulsion du sang, déjà imprégné de
germes infectieux qui s'y trouve et de nettoyer entièrement les
recessus qui partent du foyer de la fracture pour se prolonger
dans les interstices musculaires. C'est ainsi que nous avons
vu procéder M. de Rouville dans le cas que nous rapportons
plus loin.

Ces lavages seront faits soit avec une solution d'acide phénique forte à 5/00 ou une solution de phénosalyl à la même
dose; on peut aussi employer la liqueur de Van Swieten ou
une solution de chlorure de zinc à 1/10. On désinfectera de
cette façon tout le foyer, tous les recoins, tous les cloaques.

Les tissus lacérés et meurtris seront excisés. Dans certains cas on aura recours à la curette tranchante comme le recommande Lucas-Championnière. On n'ira jamais trop loin si l'on a présentes à la mémoire les recommandations de Ollier; « Avoir soin de ne pas enlever des parties utiles pour la consolidation de l'os ou le fonctionement du membre. » En somme, après avoir enlevé les tissus nécrosés et les esquilles libres il faut s'efforcer de laisser en place les esquilles encore adhérentes au périoste après les avoir mises en bonne position.

Si notre intervention n'a lieu que quelques jours après l'accident, si la réaction est vive et que l'état général soit mauvais, il n'y a plus de doute : nous nous trouvons en présence d'un foyer infecté et c'est ici surtout qu'il faut agir minutieusement et énergiquement. Nous ne nous contenterons pas de débrider et de faire des lavages antiseptiques, parce que la suppuration a dépassé le foyer de la fracture. Il faudra aller combattre la suppuration jusque dans les derniers retranchements; il faudra faire de larges débridements, des contre-ouvertures sous l'irrigation continue antiseptique. Après avoir soigneusement promené dans toute la profondeur de la plaie des petits tampons trempés dans la solution forte de phénosalyl ou de chlorure de zinc nous nous adresserons au thermocautère chauffé au rouge sombre qui détruira sûrement les microorganismes restant soit par contact direct, soit par rayonnement.

Le foyer traumatique mis complètement à découvert et parfaitement aseptisé on réséquera les pointes d'os qui viennent irriter le tissu musculaire : au besoin on suturera les fragments.

Dans quelques cas, on sera même obligé de pratiquer la résection typique immédiate : ce sont ceux dans lesquels toute une épiphyse est broyée, réduite en éclats. Mais encore ici il ne faut enlever que le strict nécessaire et ne pas oublier que les résections traumatiques doivent être avant tout économiques. Si aucune faute chirurgicale n'a été commise, les phénomènes d'infection s'amenderont, l'état général du blessé se relèvera, et l'on assistera à une vraie résurrection. L'on pourra même voir la guérison survenir sans trop de raccourcissement chez des sujets sur qui la résection a porté sur une assez grande longueur de l'os.

Enfin dans certains cas, les désordres seront tellement graves — attrition profonde des tissus, os broyé dans presque sa totalité — que l'amputation semblera inévitable. Ici encore nous nous garderons de pratiquer l'amputation primitive. On a vu, en effet, des cas qui semblaient désespérés et dans lesquels la méthode conservatrice a donné des résultats surprenants.

Il faut savoir attendre et nous croyons que le mieux est de se ranger à l'opinion émise par Ollier dans son *Traité des résections*.

« On réséquera, dit-il, si les désordres paraissent limités : on amputera si les lésions médullaires remontent trop haut. Dans les cas douteux, c'est seulement après le trait de scie, fait en vue de la résection, que l'état de la moelle pourra être exactement apprécié. Il y a certainement des inconvénients graves à opérer au milieu des parties enflammées ; mais il y a plus d'inconvénients encore à laisser dans la plaie ces débris médullaires ou ces fragments osseux qui sont la cause permanente des fermentations septiques et qui par leur structure même s'opposent à l'écoulement libre des produits infectieux. »

Fractures compliquées par armes à feu

Le traitement des fractures compliquées par armes à feu, dans la pratique civile, est en somme le traitement ordinaire des fractures compliquées et nous nous exposerions à des redites fastidieuses en insistant beaucoup sur ce point. Il nous suffira de dire que le plus souvent nous aurons des esquilles à enlever et des corps étrangers qui auront déjà souillé le foyer traumatique. Nous nous trouverons par conséquent en présence d'une fracture compliquée comme ci-dessus et l'intervention sera la même. Avec les progrès de l'antisepsie, la mortalité, qui, dans ces cas, était autrefois considérable, a beaucoup diminué aujourd'hui. Les fractures par armes à feu guérissent tantôt rapidement, et sans nécrose, si la plaie n'a pas été infectée, tantôt lentement et avec formation d'esquilles secondaires. Les amputations immédiates sont devenues de plus en plus rares et ne sont plus faites que dans les cas de véritable broiement osseux, de large déchirure des parties molles, de blessures simultanées des gros vaisseaux. D'ailleurs, dans ces blessures graves, la mort survient le plus souvent immédiatement par suite de shock ou d'hémorrhagie.

Sur le champ de bataille, les conditions sont différentes parce que nous avons beaucoup à craindre l'infection. Cependant, ici encore, le pronostic est plus rassurant aujourd'hui depuis l'organisation régulière du service de santé en campagne. Chaque soldat porte sur lui un paquet individuel de pansement qu'il peut, dans certains cas, appliquer lui-même ; s'il est trop faible, un camarade, un brancardier peut lui venir en aide. D'ailleurs les postes de secours, établis dans un endroit abrité, à hauteur des réserves de bataillon sont assez rapprochés de la ligne des combattants, pour que le transport ne demande pas plus de vingt-cinq à trente minutes. Si un premier pansement a déjà été fait, le blessé doit être évacué sur l'ambulance ou mieux sur les hôpitaux mobiles. S'il n'a pas été pansé au moment de la relève, il le sera au poste de secours et sera ensuite évacué.

Voici la méthode qu'a employée Reyher dans la guerre de Roumanie : il appliquait un tampon antiseptique immédiatement après la production de la fracture, et faisait transporter le blessé au poste de secours. Là on réduisait les fragments en bonne position et on les maintenait. Si la fracture était grave, on évacuait immédiatement sur l'ambulance où l'on faisait un traitement complet avec débridements, résections, lavages.

Avec cette méthode, il a obtenu de très bons résultats. Voici d'ailleurs les chiffres que nous avons trouvé dans son travail :

1° Coups de feu pénétrants des grandes articulations.

		Morts	p. 0/0
Traitement antiseptique primitif	46	6	13
« secondaire	78	48	61,5
Conservation sans antisepsie	62	48	77,4

2° Coups de feu du genou, conservation.

		Morts	p. 0/0
Antisepsie primitive	18	3	16,6
« secondaire	40	34	85,5
Pas d'antisepsie	23	22	98,2

Chez les 18 blessés traités par l'antiseptie primitive, 3 étaient morts : les 15 qui avaient guéri avaient conservé leurs mouvements articulaires.

3° Fractures par coups de feu, conservation.

		Morts	p. 0/0
Antisepsie primitive	22	4	18,1
Sans antisepsie	65	23	35,3

4° Septicémie de coup de feu avec fracture des os, des articulations et dans les amputations.

		Morts	p. 0/0
Antisepsie primitive	84	5	6,1
« secondaire	143	46	32,1

Nous ne nous étendrons pas plus longtemps sur ce sujet pour montrer quelle importance il y a à appliquer le pansement antiseptique avant la contamination des plaies. Ce dernier chiffre de Reyher est suffisamment éloquent et montre bien la valeur de l'antisepsie primitive.

Soins consécutifs

La stérilisation du foyer obtenue et le pansement antiseptique achevé, il faut immobiliser les fragments le mieux possible . Nous n'entrerons pas ici dans la description complète des divers appareils qu'il convient d'appliquer à chaque fracture en particulier. Cela nous entraînerait trop loin et sortirait du cadre de notre travail. Nous nous contenterons de dire que la fracture va se comporter désormais comme une fracture simple.

Un point autrement important est de savoir combien de temps, le pansement doit être laissé en place. Nous avons vu la réunion se faire sous un premier pansement et on lira des observations qui confirment cette affirmation.

Spillman (**Art. Fracture** in Dictionnaire Dechambre) s'exprime ainsi :

« Avec le secours du thermomètre, un observateur attentif peut distinguer les complications qui se produisent dans un appareil, pour ainsi dire aussi bien que s'il voyait et touchait la plaie. Si la température ne dépasse pas 37°5, l'observateur peut être d'une tranquillité absolue. — Si la température atteint 38°, des accidents sont à craindre. — Si elle dépasse 38° les accidents sont déclarés et alors il devient indispensable de voir ce qui se passe. »

Nous nous permettrons ici de faire des réserves au sujet de la valeur de l'ascension thermométrique comme signe d'infection. Voici, en effet, ce que dit Volkman, au sujet des fractures compliquées qui restent aseptiques :

« Le thermomètre montre que malgré la résorption de diverses matières dans la plaie, il n'y a pas de fièvre septique. Nous avons, dans de pareilles circonstances, vu la fièvre aseptique aller jusqu'à 41° chez des malades, qui s'amusaient, jouaient aux cartes, se sentaient très bien et pas une fois dans plus de cent cas, je n'ai vu un désordre local apparaître ni les malades courir de dangers. Tout cela survient aussi du reste dans les lésions sous-cutanées. Des fractures sous-cutanées de la cuisse présentent ces phénomènes et la température s'élève souvent à 39°. Si quelques auteurs disent que les malades atteints de fractures sous-cutanées n'ont pas de fièvre, c'est qu'ils ne se sont pas servi du thermomètre et que ces malades se portaient comme ceux qui n'ont pas de fièvre. Seulement là où il n'y a pas une très forte résorption, la fièvre aseptique peut durer 3, 5, 7 jours. Ensuite vient la véritable fièvre aseptique, même quelquefois il y a une très haute température et elle se présente sous la forme d'une fièvre subcontinue, »

Ce n'est pas à dire pour cela que nous négligerons les données du thermomètre et, certes, toutes les fois que la température dépassera 38°, nous serons en droit de nous demander si quelque faute opératoire n'a pas été commise. Mais ce qui surtout sera pour nous le meilleur des guides, ce sera l'état général du blessé et si, comme le dit Volkman, nous avons un malade avec une forte température, qui continue à s'amuser et à se sentir bien, nous nous garderons de toucher au pansement : on connaît trop les dangers de l'inoculation septique au cours d'interventions trop souvent multipliées.

Au contraire, si le malade, accuse une douleur fixe, si nous trouvons chez lui, à part la température élevée, les autres symptômes objectifs et subjectifs de la fièvre (état saburral, céphalalgie, pouls rapide) alors il n'y aura plus à hésiter et le malade sera de nouveau porté sur la table d'opération pour y subir les diverses interventions nécessaires.

OBSERVATIONS

OBSERVATION I

Publiée par Ch. Lassalle dans *Nouveau Montpellier Médical*

Fracture exposée de la jambe gauche. — Ablation d'esquilles volumineuses. — Lavage abondant à l'eau sublimée 1/3000. Pansement iodoformé. — Immobilisation dans un appareil silicaté. — Guérison.

Jacques A..,, 64 ans, chiffonnier, entré à l'hôpital Saint-Eloi, le 3 décembre 1886 : alcoolique athéromateux.

3 Décembre 1886. — Le malade a été renversé par un omnibus lourdement chargé, la jambe gauche a été prise sous les roues.

Au moment de l'entrée à l'hôpital, un quart d'heure après l'accident, on applique des compresses antiseptiques 1/1000 sur une plaie qui existe à la partie inférieure de la jambe : immobilisation dans un appareil à attelles.

Samedi 4. — On note au niveau de la partie inféro-interne de la jambe gauche, une petite plaie longitudinale de 2 cent. d'étendue, autour de laquelle il existe de l'emphysème sous-cutané s'étendant à la partie supérieure de la jambe. Immédiatement sous-jacente à la plaie, siège une fracture en sac de noix sur le tibia ; fracture du péroné à peu près au même niveau.

M. Tédenat agrandit la plaie en haut et en bas ; à la suite de ce débridement, la plaie a une étendue de trois travers de doigt. L'exploration du foyer de la fracture montre l'exis-

tence de volumineuses esquilles libres ; ablation de cinq
morceaux d'os offrant les dimensions suivantes :

1° Long.	4 c. 1/2	Larg. 1 c. 1/2	Épais. 1/2 c.
2° —	4 — —	— 1 — —	— —
3° —	3 — —	— 1 — —	— —
4° —	2 — —	— 1/2 — —	— —
5° —	1 — 1/2	— 1 — —	— —

Lavage abondant au sublimé à 1/3000, badigeonnage à
l'intérieur du foyer avec la solution concentrée d'acide
phénique (alcool, acide phénique aa); un crayon d'iodoforme est laissé dans la plaie. Poudre d'iodoforme ; gaze
iodoformée.

Appareil silicaté avec quatre attelles (ant. post. ext. int.).

La température prise exactement matin et soir n'a jamais
dépassé 37° 5. Le malade dort bien, pas d'état saburral. Le
pansement est laissé en place jusqu'au 27 janvier.

Les pièces du pansement sont tachées de sang absolument aseptique. Plaie complètement fermée. Le cal est un
peu exubérant; pansement iodoformé; appareil à attelles.

14 Février. — Pansement. Cal encore mou ; on mobilise
les articulations du pied ; appareil à attelles.

Au mois de juillet, les articulations du genou et du pied
ont complètement repris leurs mouvements normaux. Il
existe une légère inflexion en avant au niveau du cal.

Cette observation nous offre un exemple de réunion
aseptique sous un seul pansement. L'intervention a été
longue et laborieuse, et cependant on a pu laisser le premier
appareil en place 54 jours. A noter la lenteur avec laquelle
le cal a acquis assez de résistance pour permettre la marche,
lenteur qui doit être mise sur le compte de l'état général ;
vieillard de 64 ans, athéromateux, alcoolique.

OBSERVATION II

Publiée par Ch. Lassalle dans *Nouveau Montpellier Médical*

Fracture spiroïde du tibia gauche. — *Saillie énorme du frag-*
ment supérieur au travers des muscles et de la peau de la
jambe. — *Séparation en deux moitiés latérales du fragment*
inférieur par un double trait qui pénètre jusque dans l'arti-
culation tibio-tartienne. — *Hémorragie.* — *Large résection*
du tibia et du péroné. — *Guérison bonne sous un seul pan-*
sement laissé jusqu'au 27ᵉ jour. (Hôp. Saint-Eloi, service
de M. Tédenat).

Alexandre P..., âgé de 61 ans, fortement constitué. Syphi-
litique à 21 ans. Excès alcooliques poussés à l'extrême.

Le 8 septembre 1888, étant sur une échelle à 2 mètres du
sol, le blessé fit une chute ; le pied gauche se trouva sous
l'échelle qui avait glissé. Une heure après l'accident survenu
à 8 heures du soir, M. Tédenat arrive auprès du malade.
Sang abondant répandu sur le plancher au milieu de la sciure
de bois, de crachats, de débris de cigares et cigarettes (salle
de cabaret). Membre recouvert de linges grossiers imbibés
d'eau banale. M. Tédenat enlève les linges, lave la plaie
avec de l'eau chaude phéniquée, la recouvre de compresses
phéniquées, immobilise par des attelles en carton, et fait
apporter le blessé à l'hôpital Saint-Eloi. A 10 heures du soir,
après une toilette antiseptique parfaite, l'examen montre :
tuméfaction considérable de la région externe due à un
hématome situé sous et entre les muscles de la région
antéro-externe au niveau du tiers moyen de la jambe. Les
deux fragments se dirigent en dehors formant une convexité
externe considérable augmentée encore par l'épanchement
sanguin.

Le fragment supérieur en long biseau a embroché les
muscles antéro-externes, et fait à travers la peau une saillie
de 4 à 5 cent. Il est poudré de sciure de bois. La plante du
pied regarde en dedans.

Outre la plaie externe par embrochement, il existe une déchirure longue de 4 cent. correspondant à la crête tibiale, se terminant en bas à deux travers de doigt de l'extrémité inférieure du tibia. Le doigt introduit dans cette plaie permet d'en retirer des caillots et de constater que le fragment inférieur taillé en V ouvert, est séparé en deux portions latérales légèrement mobiles l'une sur l'autre. Incision des parties molles en dessus et en dessous du trou par lequel sort le fragment supérieur. Résection de 3 cent. de ce fragment supérieur. Ablation de deux esquilles libres semblant appartenir à la partie postérieure du fragment. Résection de 2 cent. du péroné fracturé au même niveau. Lavage abondant et épongeage avec une solution de sublimé corrosif à 1/3000. Point de suture métallique en travers des deux moitiés du fragment inférieur. Cautérisation avec une solution de chlorure de zinc à 1/10. Poudre d'iodoforme. Gaze iodoformée mollement foulée. Nappe d'ouate aseptisée. Gouttière plâtrée après réduction rendue facile par la résection des fragments. Membre en position élevée.

Le pansement resta 72 jours et fut alors enlevé. La soudure des os était faite solide ; pas de pus. Couche de bourgeons charnus. Au 90e jour, le blessé quitta l'hôpital avec une bonne cicatrice. L'articulation tibio-tarsienne jouissait de la moitié de ses mouvements normaux ; le pied était en abduction légère. Deux mois après, le malade marchait avec une canne; en février, un petit abcès se forma par lequel M. Tédenat enleva le fil métallique.

Le malade souffrit peu et n'eût jamais 38°. Il marche bien, sans canne.

OBSERVATION III

(Inédite)

Service de M. le Professeur Tédenat, recueillie par M. Lassalle

Fracture esquilleuse du bras droit à la partie moyenne.— Plaie. Guérison.

François R..., 49 ans, de Saint-Jean-de-Cuculles, entre le

21 décembre 1893. La veille, dans la matinée, une roue de charrette lui a passé sur le bras dans un chemin pierreux.

Contusions multiples de l'avant-bras. Plaie profonde à la partie postérieure moyenne du bras. On sent un fragment intermédiaire. Excision de blocs musculaires dilacérés et encroûtés de menus graviers. Cautérisation du fond de la plaie avec la solution phéniquée à 10/100. L'extension forte réduit correctement la fracture et après un pansement iodoformé, le membre est mis dans une gouttière plâtrée.

Le malade sort guéri le 20 janvier.

OBSERVATION IV

(Inédite)

Communiquée par M. le Professeur Tédenat

Fracture double sus-malléolaire. — Hémorragies. — Esquilles.
Guérison sans raideur articulaire.

Joseph M..., 43 ans, plâtrier à Clermont-l'Hérault, entré le 22 juin 1894.

Bonne santé, habitudes alcooliques. Le 21 juin, chute de 3 mètres de haut sur un tas de pierres. Hémorragies. Pansement phéniqué immédiat. Le blessé est envoyé de Clermont à Montpellier sur une charrette, et entre au n° 7 de la salle Bouisson.

Fracture double transversale à 4 cent. au-dessus de l'articulation tibio-tarsienne droite. Le fragment supérieur du tibia sort par une large plaie. Deux esquilles sont réséquées par M. le professeur Tédenat; les surfaces osseuses régularisées sont mise en contact. Désinfection. Deux points de suture aux parties molles. Pansement à la gaze iodoformée. Attelle en étrier, puis attelle de Bœckel. La température prise jusu'au 24 juillet, oscille entre 37 et 37°6. Etat général bon. Le 29 juillet, premier pansement. Réunion faite, mais cal encore mou. Le 8 août, le cal est solide. Massage et mobilisation progressive de l'articulation tibio-tarsienne. Le malade rentre chez lui parfaitement guéri sans raideur articulaire, ni déformation le 9 novembre 1894.

OBSERVATION V.

(Inédite)

Communiquée par M. le Professeur Tédenat

Fractures compliquées de plaie des deux jambes produites par le passage d'une roue de charrette.— Guérison parfaite sous un seul pansement dans des gouttières plâtrées.

Emile Th..., 21 ans, demeurant à Montpellier, sujet robuste. Le 20 mai 1898, il fait une chute et la roue de la charrette chargée de 30 hectolitres de vin lui passe sur les jambes. Il reste pendant trois heures sur le lieu de l'accident après s'être traîné pour se mettre à l'abri.

Jambe droite fracturée à la partie moyenne, le péroné un peu plus haut que le tibia. Plaie transversale de 3 cent. par laquelle fait saillie l'extrémité inférieure du fragment supérieur. Désinfection minutieuse, pansement iodoformé. Attelle plâtrée.

Jambe gauche fracturée à son tiers inférieur. Le péroné coupé en biseau fait saillie. Résection de la pointe longue de 2 cent. Excision d'une portion du muscle péronier réduite en bouillie. Désinfection. Pansement iodoformé. Gouttière plâtrée.

Le malade ne souffre pas, n'a pas la moindre fièvre. Le pansement est laissé jusqu'au 25e jour. Réunion parfaite. La plaie de la jambe gauche est cicatrisée, celle de la jambe droite granule.

Le 1er juillet, la cicatrisation était complète et le blessé marchait avec des béquilles. Massage, mobilisation des articulations du pied un peu raidies.

Guérison parfaite vers le 10 août.

OBSERVATION VI

(Inédite)

Communiquée par notre ami M. Malbois, interne de M. le Professeur
Tédenat

*Fracture compliquée directe de la cuisse gauche.— Plaie con-
tuse. — Hémorrhagie. — Pas d'esquilles. — Guérison sous
un premier pansement*

M..., domicilié à Pignan, entré à l'hôpital suburbain le
31 août 1898.

Pas de maladies antérieures. Etat général très bon. Cōns-
titution très forte.

Le 31 août vers les deux heures de l'après-midi, il conduisait une charrette, assis sur le timon, les jambes pendantes.
Le conducteur d'une autre charrette venant en sens inverse,
ayant mal dirigé son attelage, ne put éviter la collision entre
les deux véhicules, et le bras de la charrette opposée vint
heurter très fortement au niveau de la cuisse gauche, le
malade qui n'avait pu se garer. Immédiatement, il sentit
une douleur très vive et eut la sensation d'un craquement
très distinct. Renversé sur sa charrette, il ne put se relever
et il constata qu'il perdait du sang. Un docteur appelé fit un
premier pansement à la gaze iodoformée et évacua d'urgence le malade à l'hôpital.

Le malade entre vers les quatre heures. On constate que
le matelas sur lequel il repose est souillé de sang qui a filtré
à travers le pansement. Celui-ci est imbibé fortement de
sang noir. On l'enlève avec toute l'antisepsie la plus rigoureuse, et on tombe sur une plaie contuse siégeant à l'union
du 1/3 inférieur et du 1/3 moyen de la cuisse gauche au niveau de la face interne.

Le malade souffre atrocement ; tout mouvement spontané
est impossible ; les mouvements provoqués sont très dou-
loureux et arrachent des cris au patient. On sent très bien à

la palpation du fémur, à la partie inférieure de sa diaphyse une solution de continuité où la douleur est exquise. Le diagnostic de fracture s'impose.

A ce niveau et sur la face interne existe une plaie contuse de la dimension d'une pièce de cinq francs, par laquelle s'échappe un filet continu de sang noirâtre. Pas d'esquilles osseuses, mais attrition générale des tissus mous. Sur le côté externe, un peu au-dessus du niveau de cette plaie, existe une tumeur volumineuse qui offre tous les caractères d'un épanchement de sang sous-cutané, et est franchement ecchymotique.

On rase soigneusement et largement les abords de la plaie, qu'on savonne vivement. Lavage à l'alcool, puis à l'éther. On tord une grosse veine qui donne beaucoup de sang. A l'aide d'un stylet rigoureusement aseptique, on arrive sur le fémur. On tamponne légèrement la plaie à la gaze iodoformée après nettoyage à la solution phéniquée forte et au chlorure de zinc.

Pansement antiseptique compressif. Attelle de Bœckel.

1ᵉʳ Septembre. — M. Tédenat examine la cuisse malade et confirme le diagnostic de fracture. Le pansement de hier soir est enlevé. On désinfecte aussi énergiquement que la veille la plaie de la face interne, qui est agrandie au bistouri. La collection sanguine de la face externe est ensuite très largement incisée. Issue par expression de volumineux caillots accompagnés de sang noir.

Pansement sec antiseptique. On met alors deux attelles latérales en carton au niveau de la cuisse, puis on fait, partant du pied et remontant au genou une botte silicatée par où se fera l'extension continue. Celle-ci est instituée dès le pansement terminé.

Le malade a eu 38°5 le soir du premier pansement. M. le prof. Tédenat pense qu'il s'agit là d'une fièvre de résorption sanguine. Le malade ne souffre nullement. La température baisse et se maintient à la normale. Le 3 septembre, le malade est purgé. L'appareil n'est nullement souillé de sang.

3 Octobre. — L'appareil est enlevé. La température n'a jamais dépassé 37°5 depuis l'augmentation du premier jour. Les plaies sont dans un état parfait d'asepsie. La plaie de la face externe est cicatrisée ; celle de la face interne a un gros bourgeon charnu. On le touche au nitrate d'argent. Le malade est autorisé à se lever, car la consolidation explorée est certaine. On commencera dès demain le massage.

Le malade quitte l'hôpital se servant parfaitement de sa jambe gauche, ne boitant pas. Le raccourcissement est à peu près nul.

OBSERVATION VII

(INÉDITE)

Due à l'obligeance de notre ami M. Malbois, interne du service de M. de Rouville.

Fracture compliquée directe de la jambe droite. — Plaie linéaire à bords réguliers par laquelle sort un fragment osseux. — Hémorrhagie. — Large désinfection des fragments et résection d'une esquille qui gênait la réduction. Le premier pansement est resté en place un mois.

Pierre R., 40 ans, entre le 22 octobre.

Le 21 octobre, à deux heures après-midi, il conduisait une voiture. Les rênes du cheval s'étant rompues, le cheval s'emballa. Le malade parvint à sauter, sans se blesser. Mais ayant voulu retenir la bête emportée, il fit une chûte et fut projeté sous les roues qui lui passèrent sur la jambe droite. De suite, douleur très vive : il ne put se relever et perdit une assez grande quantité de sang. On le conduisit chez lui, où un docteur fit un premier pansement à quatre heures du soir.

Il arrive à l'hôpital, le lendemain 22 octobre, à huit heures du soir.

Il existe au niveau de la face interne de la jambe droite, une plaie linéaire de direction transversale, à bords très nets, réguliers, par où s'échappe un fragment osseux, occupant toute la longueur de la plaie. Ce fragment taillé en biseau, a son extrémité inférieure régulière, presque comme coupé à la scie. C'est le bord inférieur du fragment supérieur du tibia. Ce bout d'os sort de un cent. environ des téguments. La peau qui l'enserre est légèrement ecchymotique.

Il s'agit évidemment d'une fracture directe de la jambe dont le fragment supérieur a transpercé la peau. Le péroné est fracturé au même niveau que le tibia. La plaie donne issue à un petit filet de sang noir, qui a imbibé tout le pansement.

Nous procédons à une antisepsie soignée de la plaie et de ses environs. On rase soigneusement la région, dont la peau est dans un état de propreté douteuse. Savonnage énergique au savon noir. Lavage à l'alcool et à l'éther, puis à la solution phéniquée forte de toute la région avoisinant le foyer de la fracture.

On désinfecte alors soigneusement la solution de continuité osseuse à l'alcool, puis au phénosalyl à 5 0/0. On resèque ensuite la peau qui avoisine l'os, puis on tente la réduction. La réduction étant très difficile on resèque le sommet du biseau à la cisaille de Nélaton. La coaptation est alors plus facile. Pansement antiseptique-gouttière.

Le lendemain matin 23 octobre M. de Rouville fait la désinfection rigoureuse de la fracture et pose un appareil.

Anesthésie, savonnage, brossage et lavage des environs de la plaie comme la veille au soir. Deux aides saisissent la jambe et portant le pied en dehors font alors sortir de la plaie les deux fragments osseux. Il en résulte que la solution de continuité largement béante devient facilement accessible. M. de Rouville savonne alors énergiquement les deux extrémités à la solution alcoolique de savon noir.

Les deux fragments osseux ainsi brossés sont débarrassés de tout caillot, lavage du foyer au chlorure de zinc à 1/10 à la solution phéniquée forte. M. de Rouville bourre le foyer de gaze, fait un pansement antiseptique et réduit facilement la fracture.

Appareil plâtré : deux attelles latérales, une postérieure.

Le malade avait, le 22 au soir, au moment de son entrée dans le service, un petit mouvement fébrile T. 38.

Le 23 au matin, T. 37,9. Le malade a peu souffert, il a un peu de fièvre 38°2. Le pied est en bonne position. Léger suintement à la face interne de l'appareil. On pratique une ouverture au plâtre pour surveiller rigoureusement le foyer de la fracture. La température baisse. Depuis elle a été prise régulièrement, matin et soir, elle a toujours été normale.

4 novembre. — Le pansement dégage une assez forte odeur qui n'est pas celle du pus, mais celle du sang desséché.

Le 24 novembre on enlève l'appareil. Au niveau du foyer de fracture existe une plaie de l'étendue d'une pièce de cinq francs qu'on trouve recouverte de bourgeons charnus exubérants.

Le 29 novembre M. de Rouville voit le malade. La plaie est en bonne voie de cicatrisation. La fracture du tibia semble encore de cicatrisation douteuse. On met au malade une botte silicatée qui lui permettra de se lever.

CONCLUSIONS

De l'ensemble de ces faits nous croyons pouvoir formuler les conclusions suivantes :

1° Les fractures compliquées ont beaucoup perdu de leur gravité, depuis l'avènement de la méthode antiseptique.

2° Le traitement doit être institué le plus tôt possible après l'accident.

3° Le traitement *conservatif* des membres atteints de fracture compliquée doit être la règle générale.

4° Le premier pansement doit être fait avec l'application la plus rigoureuse de la méthode antiseptique.

5° Le premier pansement ne sera renouvelé que s'il y a urgence absolue motivée par l'état général du blessé.

INDEX BIBLIOGRAPHIQUE

Boyer. — Traité des maladies chirurgicales.

Crookshank. — Remarques sur le traitement antiseptique des blessés sur le champ de bataille. Lancet, 1884.

Duverney. — Traité des maladies des os.

Gross. — Nouveaux éléments de pathologie chirurgicale générale.

Jeanneret. — Application de la méthode antiseptique au traitement des fractures ouvertes. Thèse inaugurale, Genève 1884.

Largeau. — Premiers pansements des fractures ouvertes. Thèse inaugurale, Paris 1885.

Lassalle. — Fractures compliquées. Traitement. Observations cliniques. *Nouveau Montpellier Médical*, supplément de 1893.

Malgaigne. — Traité des fractures et des luxations.

Nicaise.— Clinique sur le traitement des fractures compliquées. *Semaine médicale*, mai 1884.

Ollier. — Traité des résections.

Reclus. Manuel de pathologie externe.

Reyher. — Die antiseptische Wundbehandlung in der Krieg's Chirurgie. Sammlung Klinischer vortrage, 142-143. Leipig, 1878.

Le Dentu et P. Delbet. — Traité de chirurgie clinique et opératoire. Art. Fractures de H. Riefel.

Sanson. — Dictionnaire de médecine et de chirurgie pratiques.

Spillmann.— Art. Fractures, in *Dictionnaire* de Dechambre.

Volkman. — Die Behandlung der complicirten Fracturen. Sammlung Klinischer vortrage; Chirurgie Leipzick, 117-118, 1877.

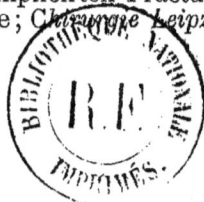

9.951   41520CB00052B/3311 [20720714]

www.ingramcontent.com/pod-product-compliance
Lightning Source LLC
Chambersburg PA
CBHW070748220326
41520CB00052B/3311